Libro De Cocina De La Dieta Vegetariana 2021

Una Sencilla Guía Para Principiantes Para Perder Peso Y Recuperar Energía

Rebecca Queen

Pilar Garcia

No se declaran ni implican garantías de ningún tipo. Los lectores reconocen que el autor no está participando en la prestación de asesoramiento legal, financiero, médico o profesional. El contenido de este libro se ha derivado de varias fuentes. Consulte a un profesional con licencia antes de intentar cualquier técnica descrita en este libro.

Al leer este documento, el lector está de acuerdo en que bajo ninguna circunstancia es el autor responsable de ninguna pérdida, directa o indirecta, que se incurra como resultado del uso de la información contenida en este documento, incluyendo, pero no limitado a, errores, omisiones o inexactitudes.

Tabla de contenido

BREAKFAST

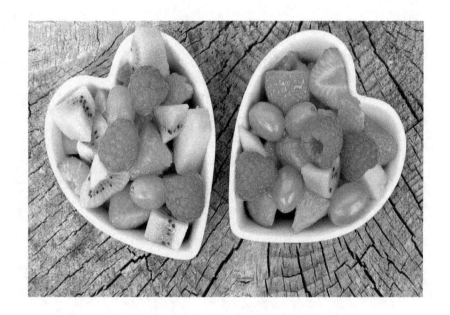

Rollos de canela con glaseado de anacardo

Tiempo de preparación: 30 minutos

Tiempo de cocción 25 minutos

Porciones 12

ingredientes

- 3 cucharadas de mantequilla vegana
- 3/4 de taza de leche de almendras sin endulza
- 1/2 cucharadita de sal
- 3 cucharadas de azúcar caster
- 1 cucharadita de extracto de vainilla
- 1/2 taza de puré de calabaza
- 3 tazas de harina multiusos
- 2 1/4 cucharaditas de levadura activa seca
- 3 cucharadas de mantequilla vegana suavizada
- 3 cucharadas de azúcar morena
- 1/2 cucharadita de canela
- 1/2 taza de anacardos, empapados 1 hora en agua hirviendo
- 1/2 taza de azúcar glas
- 1 cucharadita de extracto de vainilla
- 2/3 taza de leche de almendras

Indicaciones:

1. Engrasar una bandeja para hornear y hacer estallar a un lado.

2. Encuentra un tazón pequeño, agrega la mantequilla y entra en el microondas para derretir.

3. Agregue el azúcar y revuelva bien y luego reserve para enfriar.

4. Coge un tazón grande y añade la harina, la sal y la levadura. Revuelva bien para mezclar juntos.

5. Coloca la mantequilla enfriada en una jarra, añade el puré de calabaza, la vainilla y la leche de almendras. Revuelva bien juntos.

6. Vierta los ingredientes húmedos en seco y revuelva bien para combinarlos.

7. Coloque la punta sobre una superficie plana y amasar durante 5 minutos, añadiendo harina adicional según sea necesario para evitar pegarse.

8. Vuelve al tazón, cúbrelo con envoltura de plástico y entra en la nevera durante la noche.

9. A la mañana siguiente, retire la masa de la nevera y golpee con los dedos.

10. Usando un rodillo, enrolle para formar un rectángulo de 18" y luego extienda con mantequilla.

11. Encuentra un tazón pequeño y añade el azúcar y la canela. Mezcle bien y luego espolvoree con la

mantequilla.

12. Enrolla la masa en una salchicha grande y luego corta en secciones.

13. Colóquelo en la bandeja para hornear engrasada y déjelo en un lugar oscuro para levantarse durante una hora.

14. Precalentar el horno a 350°F.

15. Mientras tanto, escurra los anacardos y agréguelos a su licuadora. Whizz hasta que quede suave.

16. Agregue el azúcar y la vainilla y vuelva a zumbar.

17. Agregue la leche de almendras hasta que alcance la consistencia deseada.

18. Entra en el horno y hornea durante 20 minutos hasta que estén dorados.

19. Vierta el glaseado sobre la parte superior y luego sirva y disfrute.

nutrición:

Calorías 226, Grasa total 6.5g, Grasa saturada 3.4g, Colesterol 0mg, Sodio 113mg, Carbohidratos totales 38g, Fibra dietética 1.9g, Azúcares totales 11.3g, Proteína 4.9g, Calcio 34mg, Hierro 2mg, Potasio 153mg

Tomate al sol & Espárragos Quiché

Tiempo de preparación: 1 hora 20 minutos

Tiempo de cocción 40 minutos

Porciones 8

ingredientes

- 1 1/2 taza de harina multiusos

- 1/2 cucharadita de sal

- 1/2 taza de mantequilla vegana

- 2-3 cucharadas de agua helada

- 1 cucharada de coco o aceite vegetal

- 1/4 de taza de cebolla blanca picada

- 1 taza de espárragos frescos picados

- 3 cucharadas de tomates secos picados, picados

- 1 x 14 oz. bloque de tofu medio/firme, drenado

- 3 cucharadas de levadura nutricional

- 1 cucharada de leche no láctea

- 1 cucharada de harina multiusos

- 1 cucharadita de cebolla picada deshidratada

- 2 cucharaditas de jugo de limón fresco

- 1 cucharadita de mostaza picante

- 1/2 cucharadita de sal marina

- 1/2 cucharadita de cúrcuma

- 1/2 cucharadita de humo líquido
- 3 cucharadas de albahaca fresca picada
- 1/3 taza de queso mozzarella vegano
- Sal y pimienta, al gusto

Indicaciones:

1. Precalentar el horno a 350 °F y engrasar sartenes de quiche de 4 x 5" y hacer estallar a un lado.

2. Coge un tazón mediano y añade la harina y la sal. Revuelve bien.

3. A continuación, corta la mantequilla en trozos y añade a la harina, frotando en la harina con los dedos hasta que se parezca a las migas de pan.

4. Agregue el agua y enrolle.

5. Despliegue y colóquelo en las sartenes de quiché.

6. Hornee durante 10 minutos y luego retírelo del horno y haga estallar a un lado.

7. Coloque una sartén a fuego medio, agregue el aceite y luego agregue las cebollas.

8. Tiempo de cocción: durante cinco minutos hasta que esté suave.

9. Tira los espárragos y tomates y tiempo de cocción: durante 5 minutos más. Retire del fuego y pop a un lado.

10. Coge tu procesador de alimentos y añade el tofu, levadura nutricional, leche, harina, cebollas, cúrcuma, humo líquido, jugo de limón y sal.

11. Whizz hasta que quede suave y vierta en un tazón.

12. Agregue la mezcla de espárragos, la albahaca y el queso y revuelva bien.

13. Sazona con sal y pimienta.

14. Coloca la cuchara en las cortezas del pastel y vuelve al horno durante 15-20 minutos hasta que esté listo y cocinado.

15. Retirar del horno, dejar enfriar durante 20 minutos y luego servir y disfrutar.

nutrición:

Calorías 175, Grasa total 5.1g, Grasa saturada 2.3g, Colesterol 1mg, Sodio 286mg, Carbohidratos totales 24.2g, Fibra dietética 2.7g, Azúcares totales 1.2g, Proteína 9.4g, Calcio 118mg, Hierro 3mg, Potasio 252mg

Frijoles garbanzos griegos en tostadas

Tiempo de preparación: 30 minutos

Tiempo de cocción 5 minutos

Porciones 2

ingredientes

- 2 cucharadas de aceite de oliva
- 3 chalotas pequeñas, finamente cortadas en cubos
- 2 dientes de ajo grandes, finamente cortados en cubos
- 1/4 cucharadita de pimentón ahumado
- 1/2 cucharadita de pimentón dulce
- 1/2 cucharadita de canela
- 1/2 cucharadita de sal
- 1/2-1 cucharadita de azúcar, al gusto
- Pimienta negra, al gusto
- 1 x 6 oz. puede pelar tomates ciruela
- 2 tazas de garbanzo cocido
- 4 rebanadas de pan crujiente, tostado
- Perejil fresco y eneldo
- Aceitunas Kalamata picadas

Indicaciones:

1. Pon una sartén a fuego medio y añade el aceite.
2. Añadir las chalotas a la sartén y tiempo de cocción:

durante cinco minutos hasta que estén suaves.

3. Añadir el ajo y el tiempo de cocción: por un minuto más, luego añadir las otras especias a la sartén.

4. Revuelva bien y luego agregue los tomates.

5. Baja el fuego y cocina a fuego lento hasta que la salsa espese.

6. Agregue los frijoles garbanzos y caliente a través.

7. Sazona con el azúcar, la sal y la pimienta y luego sirve y disfruta.

nutrición:

Calorías 1296, Grasa total 47.4g, Grasa saturada 8.7g, Colesterol 11mg, Sodio 1335mg, Carbohidratos Totales 175.7g, Fibra Dietética 36.3g, Azúcares Totales 25.4g, Proteína 49.8g, Calcio 313mg, Hierro 17mg, Potasio 1972mg

Burritos de desayuno de frijoles negros

Tiempo de preparación: 30 minutos

Tiempo de cocción 10 minutos

Porciones 4

ingredientes

- 3/4 de taza de arroz blanco
- 1 1/2 taza de agua
- 1/4 cucharadita de sal marina
- 1/2 lima, jugo
- 1/4 de taza de cilantro fresco, picado
- 4 papas rojas pequeñas cortadas en trozos del tamaño de un bocado
- 1/2 cebolla roja, cortada en rodajas en anillos
- 1-2 cucharadas de aceite de oliva
- Sal y pimienta, al gusto
- 1 taza de frijoles negros cocidos
- 1/4 cucharadita de cada comino molido en polvo, y chile en polvo
- Sal y pimienta, al gusto
- 1/4 de aguacate maduro
- 1 lima, jugosa
- 1 taza de repollo morado, en rodajas finas

- 1 jalapeño, semillas removidas, en rodajas finas
- Pellizcar sal y pimienta negra
- 2 tortillas grandes de harina vegana blancas o de trigo
- 1/2 aguacate maduro en rodajas
- 1/4 de taza de salsa
- salsa picante

Indicaciones:

1. Coloque el arroz, el agua y la sal en una sartén y lleve a ebullición.

2. Tiempo de cobertura y cocción: en baja hasta que esté esponjoso, luego retirar del fuego y hacer estallar a un lado.

3. Coloca una sartén a fuego medio, añade 1-2 cucharadas de aceite de oliva y añade las patatas y la cebolla.

4. Sazona bien y deja el tiempo de cocción: durante 10 minutos, revolviendo a menudo.

5. Retire del fuego y pop a un lado.

6. Tome una sartén pequeña y luego agregue los frijoles, comino, ajo y chile. Revuelve bien.

7. Pop a fuego medio y llevar a fuego lento. Reduzca el fuego para mantener el calor.

8. Toma un tazón pequeño y agrega el aguacate y la lima. Machacar juntos.

9. Agregue el repollo y el jalapeño y revuelva bien. Temporada y luego pop a un lado.

10. Coge el arroz cocido y añade el jugo de lima y el cilantro y luego larro con un tenedor.

11. Caliente suavemente las tortillas en un microondas durante 10-20 segundos y luego agregue los rellenos.

12. Arremangarse, servir y disfrutar.

nutrición:

Calorías 588, Grasa total 17.1g, Grasa saturada 3.4g, Sodio 272mg, Carbohidratos totales 94.8g, Fibra dietética 16.2g, Azúcares totales 5g, Proteína 18.1g, Calcio 115mg, Hierro 6mg, Potasio 1964mg

Sándwich de desayuno de aguacate y salchichas

Tiempo de preparación: 15 minutos

Tiempo de cocción 2 minutos

Porciones 1

ingredientes

- 1 hamburguesa de salchicha vegana
- 1 taza de col rizada picada
- 2 cucharaditas de aceite de oliva virgen extra
- 1 cucharada de pepitas
- Sal y pimienta, al gusto
- 1 cucharada de mayonesa vegana
- 1/8 cucharadita de chipotle en polvo
- 1 cucharadita de jalapeño picado
- 1 muffin inglés, tostado
- 1/4 de aguacate en rodajas

Indicaciones:

1. Coloque una sartén a fuego alto y agregue una gota de aceite.

2. Añadir la hamburguesa vegana y el tiempo de cocción: durante 2 minutos.

3. Voltea la hamburguesa y luego agrega la col rizada y las pepitas.

4. Sazona bien y luego tiempo de cocción: durante unos

minutos más hasta que la hamburguesa esté cocida.

5. Encuentra un bol pequeño y añade la mayonesa, el polvo de chipotle y el jalapeño. Revuelva bien para combinar.

6. Coloque el muffin sobre una superficie plana, se extienda con el picante y luego cubra con la hamburguesa.

7. Agregue el aguacate en rodajas y luego sirva y disfrute.

nutrición:

Calorías 571, Grasa total 42.3g, Grasa saturada 10.1g, Colesterol 36mg, Sodio 1334mg, Carbohidratos Totales 38.6g, Fibra Dietética 6.6g, Azúcares Totales 3.7g, Proteína 14.4g, Calcio 193mg

Panqueque de plátano con chispas de chocolate

Tiempo de preparación: 15 minutos

Tiempo de cocción 3 minutos

Porciones 6

ingredientes

- 1 plátano maduro grande, machacado
- 2 cucharadas de azúcar de coco
- 3 cucharadas de aceite de coco, derretido
- 1 taza de leche de coco
- 1 1/2 taza de harina de trigo integral
- 1 cucharadita de bicarbonato de sodio
- 1/2 taza de chips de chocolate veganos
- Aceite de oliva, para freír

Indicaciones:

1. Coge un tazón grande y añade el plátano, el azúcar, el aceite y la leche. Revuelve bien.

2. Agregue la harina y el bicarbonato de sodio y revuelva de nuevo hasta que se combinen.

3. Agregue las chispas de chocolate y doble y luego haga estallar a un lado.

4. Coloque una sartén a fuego medio y agregue una gota de aceite.

5. Vierta 1/4 de la masa en la sartén y mueva la sartén

para cubrirla.

6. Tiempo de cocción: durante 3 minutos y luego voltea y tiempo de cocción: en el otro lado.

7. Repita con los panqueques restantes y luego sirva y disfrute.

nutrición:

Calorías 315, Grasa total 18.2g, Grasa saturada 15.1g, Colesterol 0mg, Sodio 221mg, Carbohidratos totales 35.2g, Fibra Dietética 2.6g, Azúcares totales 8.2g, Proteína 4.7g, Potasio 209mg

Muffins de desayuno de tostadas francesas de arándanos

Tiempo de preparación: 55 minutos

Tiempo de cocción 25 minutos

Porciones 12

ingredientes

- 1 taza de leche vegetal sin endulza
- 1 cucharada de semillas de lino molidas
- 1 cucharada de harina de almendras
- 1 cucharada de sirope de arce
- 1 cucharadita de extracto de vainilla
- 1 cucharadita de canela
- 2 cucharaditas de levadura nutricional
- 3/4 de taza de arándanos congelados
- 9 rebanadas de pan suave
- 1/4 de taza de avena
- 1/3 taza de pacanas crudas
- 1/4 de taza de azúcar de coco
- 3 cucharadas de mantequilla de coco, a temperatura ambiente
- 1/8 cucharadita de sal marina
- 9 rebanadas de pan, cada una cortada en 4

Indicaciones:

1. Precalentar el horno a 375°F y engrasar una lata de muffins. Pop a un lado.

2. Encuentra un tazón mediano y añade el lino, la harina de almendras, la levadura nutricional, el jarabe de arce, la leche, la vainilla y la canela.

3. Mezcle bien con un tenedor y luego entre en la nevera.

4. Coge tu procesador de alimentos y añade los ingredientes de cobertura (excepto la mantequilla de coco. Whizz para combinar.

5. Agregue la mantequilla y vuelva a zumbar.

6. Coge tu lata de muffins y añade una cucharadita de lino y masa de canela al fondo de cada espacio.

7. Agregue un cuadrado del pan y luego cubra con 5-6 arándanos.

8. Espolvorear con 2 cucharaditas del desmoronamiento y luego rematar con otro trozo de pan.

9. Coloque 5-6 arándanos más sobre el pan, espolvoree con más de la cobertura y luego agregue el otro pedazo de pan.

10. Agregue una cucharada de la mezcla de lino y canela sobre la parte superior y agregue un par de arándanos en la parte superior.

11. Pop en el horno y tiempo de cocción: durante 25-25 minutos hasta que la parte superior comience a dorar.

12. Sirva y disfrute.

nutrición:

Calorías 228, Grasa total 14.4g, Grasa saturada 5.1g, Colesterol 0mg, Sodio 186mg, Carbohidratos totales 22.9g, Fibra dietética 4g, Azúcares totales 7.8g, Proteína 4.3g, Calcio 87mg, Hierro 2mg, Potassiuminutes

Smoky Batata Tempeh Scramble

Tiempo de preparación: 17 minutos

Tiempo de cocción 13 minutos

Porciones 8

ingredientes

- 2 cucharadas de aceite de oliva
- 1 batata pequeña, finamente cortada en cubos
- 1 cebolla pequeña cortada en cubos
- 2 dientes de ajo picados
- 8 oz. de paquete tempeh, desmoronado
- 1 pimiento rojo pequeño, cortado en cubos
- 1 cucharada de salsa de soja
- 1 cucharada de comino molido
- 1 cucharada de pimentón ahumado
- 1 cucharada de sirope de arce
- Jugo de 1/2 limón

- 1 aguacate en rodajas
- 2 cebolletas picadas
- 4 tortillas
- 2 cucharadas. salsa picante

Indicaciones:

1. Coloque una sartén a fuego medio y agregue el aceite.
2. Añadir la batata y el tiempo de cocción: durante cinco minutos hasta que se endulce.
3. Añadir la cebolla y el tiempo de cocción: durante otros cinco minutos hasta que estén suaves.
4. Revuelva el ajo y el tiempo de cocción: durante un minuto.
5. Agregue el tempeh, la pimienta, la soja, el comino, el pimentón, el jugo de arce y limón y el tiempo de cocción: durante dos minutos más.
6. Sirva con los extras opcionales y luego disfrute.

nutrición:

Calorías 200, Grasa total 12.3g, Grasa saturada 2.2g, Colesterol 0mg, Sodio 224mg, Carbohidratos totales 19g, Fibra dietética 3.7g, Azúcares totales 6.5g, Proteína 7.5g, Calcio 64mg, Hierro 2mg, Potasio 430mg

Gofres de pan de jengibre

Tiempo de preparación: 30minutos

Tiempo de cocción 20 minutos

Porciones 6

ingredientes

- 1 taza ligeramente amontonada de harina de espelta
- 1 cucharada de semillas de lino molido
- 2 cucharaditas de polvo de hornear
- 1/4 cucharadita de bicarbonato de sodio
- 1/4 cucharadita de sal
- 1 1/2 cucharadita de canela molida
- 2 cucharaditas de jengibre molido
- 4 cucharadas de azúcar de coco
- 1 taza de leche no láctea
- 1 cucharada de vinagre de manzana
- 2 cucharadas de melaza de correa negra
- 11/2 cucharadas de aceite de oliva

Indicaciones:

1. Encuentra tu gofre de hierro, aceite generosamente y precalentar.
2. Encuentra un tazón grande y añade los ingredientes secos. Revuelva bien juntos.

3. Coloca los ingredientes húmedos en otro tazón y revuelve hasta que se combinen.

4. Agregue el húmedo a seco y revuelva hasta que se combine.

5. Vierta la mezcla en la plancha de gofres y en el tiempo de cocción: a temperatura media durante 20 minutos

6. Abra con cuidado y retírelo.

7. Sirva y disfrute.

nutrición:

Calorías 256, Grasa total 14.2g, Grasa saturada 2g, Colesterol 0mg, Sodio 175mg, Carbohidratos totales 31.2g, Fibra dietética 3.4g, Azúcares totales 13.2g, Proteína 4.2g, Calcio 150mg, Hierro 2mg, Potasio 369mg

Barra de desayuno de avena y mantequilla de maní

Tiempo de preparación: 10 minutos

Tiempo de cocción 0 minutos

Porciones 8

ingredientes

- 11/2 tazas de fecha, pit removed

- 1/2 taza de mantequilla de maní

- 1/2 taza de avena laminada anticuada

Indicaciones:

1. Engrase y forre una lata de hornear de 8" x 8" con pergamino y pop a un lado.

2. Coge tu procesador de alimentos, añade las fechas y revolotea hasta que se corten.

3. Agregue la mantequilla de maní y la avena y el pulso.

4. Entre en la lata de hornear y luego entre en la nevera o congelador hasta que se ajuste.

5. Sirva y disfrute.

nutrición:

Calorías 459, Grasa total 8.9g, Grasa saturada 1.8g, Colesterol 0mg, Sodio 77mg, Carbohidratos totales 98.5g, Fibra dietética 11.3g, Azúcares totales 79.1g, Proteína 7.7g, Calcio 51mg, Potasio 926mg

manos

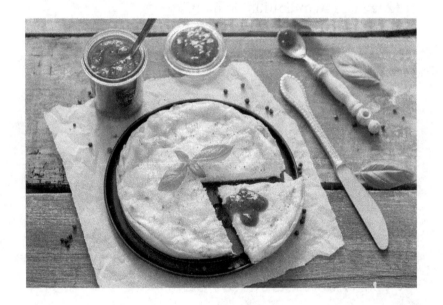

Brócoli Tempeh Alfredo

Tiempo de preparación: 10minutos

Tiempo de cocción: 15minutos

Porciones: 4

ingredientes:

- 6 rebanadas tempeh, picadas
- 2 cucharadas de mantequilla
- 4 tofu, cortado en cubos de 1 pulgada
- Sal y pimienta negra molida al gusto
- 4 dientes de ajo picados
- 1 taza de col rizada bebé picada
- 1 1/2 tazas de cremas pesadas con grasa completa
- 1 brócoli de cabeza mediana, cortado en floretes
- 1/4 de taza de queso parmesano rallado

Indicaciones:

1. Poner el tempeh en una sartén mediana a fuego medio y freír hasta que esté crujiente y marrón, 5 minutos. Coloca una cuchara en un plato y reserva.

2. Derretir la mantequilla en la misma sartén, sazonar el tofu con sal y pimienta negra, y tiempo de cocción: en ambos lados hasta que se dore. Coloca una cuchara en el plato de tempeh y reserva.

3. Añade el ajo a la sartén, saltea durante 1 minuto.

4. Mezcle la crema pesada con grasa completa, el tofu y la tempeh, y la col rizada, deje hervir a fuego lento durante 5 minutos o hasta que la salsa espese.

5. Mientras tanto, vierta el brócoli en un tazón grande de microondas seguro, espolvoree con un poco de agua, sazone con sal y pimienta negra, y haga microondas durante 2 minutos o hasta que el brócoli se ablande.

6. Coloca el brócoli en la salsa, cubre con el queso parmesano, revuelve y cocina tiempo: hasta que el queso se derrita. Apaga el fuego.

7. Coloca la mezcla en un plato para servir y sirve caliente.

nutrición:

Calorías:193, Grasa total:20.1g, Grasa saturada:12.5g, Carbohidratos totales:3g, Fibra dietética:0g, Azúcar:2g, Proteína:1g, Sodio:100mg

Tofu- Cazuela Seitan

Tiempo de preparación: 10minutos

Tiempo de cocción: 20minutos

Porciones: 4

ingredientes:

- 1 tofu, rallado
- 7 oz de seitan, picado
- 8 oz de queso crema sin lácteos (vegano
- 1 cucharada de mostaza dijon
- 1 cucharada de vinagre normal
- 10 oz de queso cheddar rallado
- Sal y pimienta negra molida al gusto

Indicaciones:

1. Precaliente el horno a 350 F y engrase un molde para hornear con spray de cocina. reservar.
2. Esparce el tofu y séitano en la parte inferior del plato.
3. En un bol pequeño, mezcle la crema de anacardo, la mostaza Dijon, el vinagre y dos tercios del queso cheddar. Esparce la mezcla encima del tofu y el seitan, sazona con sal y pimienta negra, y cúbrela con el queso restante.
4. Hornee en el horno durante 15 a 20 minutos o hasta que el queso se derrita y esté dorado.

5. Retire el plato y sirva con collares al vapor.

nutrición:

Calorías475:, Grasa total:41.2g, Grasa saturada:12.3g,

Carbohidratos totales:6g, Fibra dietética:3g, Azúcar:2g,

Proteína:24g, Sodio:755mg

Tempeh a la parrilla con judías verdes

Tiempo de preparación: 15 minutos

Porción: 4

Si alguna vez hay un plato que puede reemplazar la esencia de la barbacoa, esto sería todo! Además de los ingredientes adicionales de los frijoles verdes.

ingredientes

- 1 cucharada de mantequilla vegetal, derretida
- 1 libra tempeh, cortado en 4 pedazos
- 1 libra de judías verdes, recortadas
- Sal y pimienta negra al gusto
- 2 ramitas de tomillo
- 2 cucharadas de aceite de oliva
- 1 cucharada de jarabe de maíz puro
- 1 limón, jugo

Indicaciones

1. Precaliente una sartén a fuego medio y cepille con la mantequilla vegetal.
2. Sazona los frijoles tempeh y verdes con la sal, pimienta negra y coloca el tomillo en la sartén. Asar los granos tempeh y verdes en ambos lados hasta que estén dorados y tiernos, 10 minutos.
3. Transferir a los platos de servicio.

4. En un tazón pequeño, bate el aceite de oliva, el jarabe de maíz, el jugo de limón y rocía por toda la comida.

5. Sirva caliente.

nutrición:

Calorías 352

Grasas 22.5g | Carbohidratos 21.8g

Proteína 22.6g

Meatza seitana con col rizada

Tiempo de preparación: 10minutos

Tiempo de cocción: 22minutos

Porciones: 4

ingredientes:

- 1 libra de seitan molido
- Sal y pimienta negra al gusto
- 2 tazas de queso parmesano en polvo
- 1/4 cucharadita de cebolla en polvo
- 1/4 cucharadita de ajo en polvo
- 1/2 taza de salsa de tomate sin endulzar
- 1 cucharadita de vinagre blanco
- 1/2 cucharadita de humo líquido
- 1/4 de taza de col rizada bebé, picada aproximadamente
- 1 taza de queso mozzarella

Indicaciones:

1. Precaliente el horno a 400 F y forre una sartén mediana con papel pergamino y grasa con spray de cocina. reservar.

2. En un tazón mediano, combine el seitan, la sal, la pimienta negra y el queso parmesano. Esparce la mezcla en la sartén para que se ajuste a la forma de la

sartén. Hornee en el horno durante 15 minutos o hasta que la carne se cocine.

3. Mientras tanto, en un tazón mediano, mezcle la cebolla en polvo, el ajo en polvo, la salsa de tomate, el vinagre y el humo líquido. Retire la corteza de carne del horno y extienda la mezcla de tomate en la parte superior. Añadir la col rizada y espolvorear con el queso mozzarella.

4. Hornee en el horno durante 7 minutos o hasta que el queso se derrita.

5. Sacar del horno, cortar y servir caliente.

nutrición:

Calorías:601, Grasa total:51.8g, Grasa saturada:16.4g, Carbohidratos totales:18g, Fibra dietética:5g, Azúcar:3g, Proteína:23g, Sodio:398mg

Hamburguesas de setas seitanas

Tiempo de preparación: 15 minutos

Tiempo de cocción: 13 minutos

Porciones: 4

ingredientes:

- 1 1/2 lb de seitan molido
- Sal y pimienta negra molida al gusto
- 1 cucharada de salsa de tomate sin endulzar
- 6 grandes gorras de Portobello, despalilladas
- 1 cucharada de aceite de oliva
- 6 rebanadas de queso cheddar

Para cobertura:

- 4 hojas de lechuga
- 4 rebanadas de tomate grandes
- 1/4 de taza de mayonesa

Indicaciones:

1. En un tazón mediano, combine la salsa seitan, sal, pimienta negra y tomate. Con las manos, moldee la mezcla en 4 empanadas y reserve.

2. Enjuague las setas bajo agua corriente y séquelas con palmaditas.

3. Caliente el aceite de oliva en una sartén mediana; colocar en las tapas de Portobello y tiempo de cocción:

hasta que se ablanden, de 3 a 4 minutos. Transfiéralo a un plato de servir y reserva.

4. Ponga las empanadas seitanas en la sartén y freír por ambos lados hasta que estén marrones y compactadas, 8 minutos. Coloque las rodajas veganas de cheddar en la comida, deje que se derrita durante 1 minuto y levante cada hamburguesa sobre cada gorro de champiñones.

5. Divida la lechuga en la parte superior, luego las rodajas de tomate, y agregue un poco de mayonesa.

6. Sirva inmediatamente.

nutrición:

Calorías:304, Grasa total:29g, Grasa saturada:23.5g, Carbohidratos totales:8g, Fibra dietética:3g, Azúcar:1g, Proteína:8g, Sodio:8mg

Cazuela Taco Tempeh

Tiempo de preparación: 10minutos

Tiempo de cocción: 20minutos

Porciones: 4

ingredientes:

- 1 Tempeh, destrozado
- 1/3 taza de mayonesa vegana
- 8 oz de queso crema sin lácteos (vegano
- 1 cebolla amarilla en rodajas
- 1 pimiento amarillo, sin semilla y picado
- 2 cucharadas de condimento de tacos
- 1/2 taza de queso cheddar rallado
- Sal y pimienta negra molida al gusto

Indicaciones:

1. Precaliente el horno a 400 F y engrase un molde para hornear con spray de cocina.
2. En el plato, ponga la tempeh, mayonesa, crema de anacardo, cebolla, pimiento, condimento de tacos y dos tercios del queso, sal y pimienta negra. Mezcle los ingredientes y cubra con el queso restante.
3. Hornee en el horno durante 15 a 20 minutos o hasta que el queso se derrita y esté dorado.
4. Retire el plato, el plato y sirva con hojas de lechuga.

nutrición:

Calorías:132, Grasa total:11.5g, Grasa saturada4:4.3g,

Carbohidratos totales:7g, Fibra dietética:4g, Azúcar:2g,

Proteína:1g, Sodio:10mg

Tofu Mozzarella

Tiempo de preparación: 10minutos

Tiempo de cocción: 35minutos

Porciones: 4

ingredientes:

- Tofu de 11/2 lb, cortado a la mitad a lo largo
- Sal y pimienta negra molida al gusto
- 2 huevos
- 2 cucharadas de condimento italiano
- 1 pizca de hojuelas rojas de chile
- 1/2 taza de queso Pecorino Romano en rodajas
- 1/4 de taza de perejil fresco, picado
- 4 cucharadas de mantequilla
- 2 dientes de ajo picados
- 2 tazas de tomates triturados
- 1 cucharada de albahaca seca
- Sal y pimienta negra molida al gusto
- 1/2 lb de queso mozzarella en rodajas

Indicaciones:

1. Precaliente el horno a 400 F y engrase un molde para hornear con spray de cocina. reservar.

2. Sazona el tofu con sal y pimienta negra; reservar.

3. En un tazón mediano, bate los huevos con el condimento italiano y las hojuelas de chile rojo. En un plato, combine el queso Pecorino Romano con perejil.

4. Derretir la mantequilla en una sartén mediana a fuego medio.

5. Sumerja rápidamente el tofu en la mezcla de huevo y luego drage generosamente en la mezcla de queso. Colóquelo en la mantequilla y fríe por ambos lados hasta que el queso se derrita y esté dorado, de 8 a 10 minutos. Colóquelo en un plato y reserve.

6. Saltee el ajo en la misma sartén y mezcle en los tomates. Cubra con la albahaca, la sal y la pimienta negra, y tiempo de cocción: durante 5 a 10 minutos. Vierta la salsa en el plato para hornear.

7. Poner las piezas de tofu en la salsa y rematara con el queso mozzarella. Hornee en el horno durante 10 a 15 minutos o hasta que el queso se derrita por completo.

8. Retire el plato y sirva con ensalada verde frondosa.

nutrición:

Calorías:140, Grasa total:13.2g, Grasa saturada:7.1g, Carbohidratos totales:2g, Fibra dietética:0g, Azúcar:0g, Proteína:3g, Sodio:78mg1

Estilo indio Tempeh Bake

Tiempo de preparación: 10minutos

Tiempo de cocción: 26minutos

Porciones: 4

ingredientes:

- 3 cucharadas de mantequilla sin sal
- 6 tempeh, cortado en cubos de 1 pulgada
- Sal y pimienta negra molida al gusto
- 2 1/2 cucharada de garam masala
- 1 taza de espinaca bebé, apretada
- 11/4 tazas de crema de coco
- 1 cucharada de cilantro fresco, finamente picado

Indicaciones:

1. Precaliente el horno a 350 F y engrase un molde para hornear con spray de cocina. reservar.

2. Calienta el ghee en una sartén mediana a fuego medio, sazona la tempeh con sal y pimienta negra, y tiempo de cocción: en el aceite de ambos lados hasta que se dore por fuera, 6 minutos.

3. Mezcle la mitad del garam masala y transfiera el tempeh (con jugos en el plato de hornear.

4. Agregue las espinacas y extienda la crema de coco en la parte superior. Hornee en el horno durante 20 minutos

o hasta que la crema esté burbujeante.

5. Retire el plato, decore con cilantro y sirva con cuscús de coliflor.

nutrición:

Calorías:598, Grasa total:56g, Grasa saturada:18.8g,

Carbohidratos totales12:g, Fibra dietética:3g, Azúcar:5g,

Proteína:15g, Sodio:762mg

Aguacate Seitan

Tiempo de preparación: 10 minutos

Tiempo de cocción: 2 horas 15 minutos

Porciones: 4

ingredientes:

- 1 cebolla blanca, finamente picada
- 1/4 de taza de caldo de verduras
- 3 cucharadas de aceite de coco
- 3 cucharadas de salsa de tamari
- 3 cucharadas de chile
- 1 cucharada de vinagre de vino tinto
- Sal y pimienta negra molida al gusto
- 2 lb Seitan
- 1 aguacate grande, cortado a la mitad y deshuesado
- 1/2 limón, jugo

Indicaciones:

1. En una olla grande, combine la cebolla, el caldo de verduras, el aceite de coco, la salsa de tamari, el chile, el vinagre de vino tinto, la sal, la pimienta negra. Agregue el seitan, cierre la tapa y el tiempo de cocción: a fuego lento durante 2 horas.

2. Recoge la pulpa de aguacate en un tazón, agrega el jugo de limón y usa un tenedor, machaca el aguacate en un

puré. reservar.

3. Cuando esté listo, apague el fuego y mezcle el aguacate. Ajuste el sabor con sal y pimienta negra.

4. Coloca una cuchara en un plato para servir y sirve caliente.

nutrición:

Calorías:412, Grasa total:43g, Grasa saturada:37g, Carbohidratos totales:9g, Fibra dietética:3g, Azúcar:0g, Proteína:5g, Sodio:12mg

Tempeh de lima de jengibre

Tiempo de preparación: 10 minutos

Tiempo de cocción: 40 minutos

Porciones: 4

ingredientes:

- 5 hojas de lima kaffir
- 1 cucharada de polvo de comino
- 1 cucharada de jengibre en polvo
- 1 taza de yogur sin endulzar
- Tempeh de 2 libras
- Sal y pimienta negra molida al gusto
- 1 cucharada de aceite de oliva
- 2 limas, jugosas

Indicaciones:

1. En un tazón grande, combine las hojas de lima kaffir, el comino, el jengibre y el yogur natural. Agregue la tempeh, sazone con sal y pimienta negra, y mezcle para cubrir bien. Cubra el recipiente con una envoltura de plástico y marinar en el refrigerador durante 2 a 3 horas.

2. Precaliente el horno a 350 F y engrase una bandeja para hornear con spray de cocción.

3. Saca la tempeh y coloca en la bandeja para hornear.

Rocíe con aceite de oliva, jugo de lima, cubra con papel de aluminio y tiempo de cocción lento: en el horno durante 1 a 1 1/2 horas o hasta que la tempeh cocine en su interior.

4. Retire la lámina de aluminio, encienda el lado del pollo de engorde del horno y dore la parte superior de la tempeh durante 5 a 10 minutos.

5. Saca la tempeh y sirve caliente con ensalada de repollo rojo.

nutrición:

Calorías:285, Grasa total:25.6g, Grasa saturada:13.6g, Carbohidratos totales:7g, Fibra dietética:2g, Azúcar:2g, Proteína:11g, Sodio:772mg

Tazón de Tofu Fajita

Tiempo de preparación: 5minutos

Tiempo de cocción: 10minutos

Porciones: 4

ingredientes:

- 2 cucharadas de aceite de oliva
- Tofu de 11/2 lb, cortado en tiras
- Sal y pimienta negra molida al gusto
- 2 cucharadas de condimento Tex-Mex
- 1 pequeña lechuga iceberg, picada
- 2 tomates grandes, sin semilla y picados
- 2 aguacates, cortados a la mitad, deshuesados y picados
- 1 pimiento verde, sin semilla y en rodajas finas
- 1 cebolla amarilla en rodajas finas
- 4 cucharadas de hojas frescas de cilantro
- 1/2 taza de mezcla de queso parmesano sin lácteos rallada
- 1 taza de yogur sin endulzar

Indicaciones:

1. Caliente el aceite de oliva en una sartén mediana a fuego medio, sazone el tofu con sal, pimienta negra y condimento Tex-Mex. Freír en el aceite por ambos lados hasta que esté dorado y cocido, de 5 a 10 minutos.

Transfiéralo a un plato.

2. Divida la lechuga en 4 cuencos para servir, comparta el tofu en la parte superior y agregue los tomates, aguacates, pimiento, cebolla, cilantro y queso.

3. Cubra con dollops de yogur natural y sirva inmediatamente con tortillas bajas en carbohidratos.

nutrición:

Calorías:263, Grasa total:26.4g, Grasa saturada:8.8g, Carbohidratos totales:4g, Fibra dietética:1g, Azúcar:3g, Proteína:4g, Sodio:826mg

GUARNICIONES Y ENSALADAS

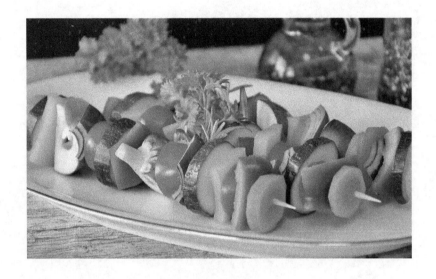

Ensalada de col rizada cargada

Tiempo de preparación: 10 minutos

Tiempo de cocción: 0 minutos

Tiempo total: 10 minutos

Porciones: 04

ingredientes:

quinua:

- 3/4 de tazas de quinua, cocida y drenada

Verduras:

- 4 zanahorias grandes, cortadas a la mitad y picadas
- 1 remolacha entera, cortada en rodajas
- 2 cucharadas de agua
- 1 pizca de sal
- 1/2 cucharadita de curry en polvo
- 8 tazas de col rizada picada
- 1/2 taza de tomates cherry, picados
- 1 aguacate maduro en cubos
- 1/4 de taza de semillas de cáñamo
- 1/2 taza de brotes

Aderezo:

- 1/3 taza de tahini
- 3 cucharadas de jugo de limón

- 1-2 cucharadas de jarabe de arce
- 1 pizca de sal
- 1/4 de taza de agua

Cómo prepararse:

1. Combine todos los ingredientes del aderezo en un tazón pequeño.
2. En un tazón de ensalada, mezcle todas las verduras, la quinua y el aderezo.
3. Mézclalos bien y luego refrigera para enfriarlos.
4. servir.

Valores nutricionales:

Calorías 72

Grasa total 15,4 g

Grasa saturada 4,2 g

Colesterol 168 mg

Sodio 203 mg

Carbohidratos totales 28,5 g

Azúcar 1,1 g

Fibra 4 g

Proteína 7,9 g

Ensalada de coliflor y lentejas

Tiempo de preparación: 10 minutos

Tiempo de cocción: 25 minutos

Tiempo total: 35 minutos

Porciones: 04

ingredientes:

coliflor:

- 1 cabeza de coliflor, floretes
- 11/2 cucharadas de aceite de coco derretido
- 11/2 cucharadas de curry en polvo
- 1/4 cucharadita de sal

Ensalada:

- 5 tazas de verduras mixtas
- 1 taza de lentejas cocidas
- 1 taza de uvas rojas o verdes, cortadas a la mitad
- Cilantro fresco

Aderezo Tahini:

- 41/2 cucharadas de pasta de curry verde
- 2 cucharadas de tahini
- 2 cucharadas de jugo de limón
- 1 cucharada de sirope de arce
- 1 pizca de sal

- 1 pizca de pimienta negra
- Agua para adelgazar

Cómo prepararse:

1. Precaliente el horno a 400 grados F.
2. En una bandeja para hornear engrasada, lavó coliflor con sal, curry en polvo y aceite.
3. Hornee la coliflor durante 25 minutos en el horno.
4. Combine todos los ingredientes del aderezo en un tazón pequeño.
5. En un tazón de ensalada, mezcle todas las verduras, coliflor asada y aderezo.
6. Mézclalos bien y luego refrigera para enfriarlos.
7. servir.

Valores nutricionales:

Calorías 212

Grasa total 7 g

Grasa saturada 1,3 g

Colesterol 25 mg

Sodio 101 mg

Carbohidratos totales 32,5 g

Azúcar 5,7 g

Fibra 6 g

Proteína 4 g

Ensalada de batata y aguacate

Tiempo de preparación: 10 minutos

Tiempo de cocción: 20 minutos

Tiempo total: 30 minutos

Porciones: 50

ingredientes:

camote:

- 1 batata orgánica grande, en cubos
- 1 cucharada de aguacate o aceite de coco
- 1 pizca de sal

Aderezo:

- 1/4 de taza de tahini
- 2 cucharadas de jugo de limón
- 1 cucharada de sirope de arce
- 1 pizca de sal
- Agua

Ensalada:

- 5 tazas de verduras de elección
- 1 aguacate mediano maduro, picado
- 2 cucharadas de semillas de cáñamo

Cómo prepararse:

1. Precalentar el horno a 375 grados.

2. En una bandeja para hornear engrasada, lávate la batata con sal y aceite.

3. Hornea las papas durante 20 minutos en el horno, lavó a mitad de camino.

4. Combine todos los ingredientes del aderezo en un tazón pequeño.

5. En un tazón de ensalada, mezcle todas las verduras, la papa asada y el aderezo.

6. Mézclalos bien y luego refrigera para enfriarlos.

7. servir.

Valores nutricionales:

Calorías 119

Grasa total 14 g

Grasa saturada 2 g

Colesterol 65 mg

Sodio 269 mg

Carbohidratos totales 19 g

Fibra 4 g

Azúcar 6 g

Proteína 5g

Ensalada de patatas de estilo francés

Tiempo de preparación: 10 minutos

Tiempo de cocción: 0 minutos

Tiempo total: 10 minutos

Porciones: 04

ingredientes:

papas:

- 2 libras de papas amarillas bebé, hervidas, peladas y cortadas en cubos
- 1 pizca de sal y pimienta negra
- 1 cucharada de vinagre de manzana
- 1 taza de cebolla verde cortada en cubos
- 1/4 de taza de perejil fresco, picado

Aderezo:

- 21/2 cucharadas de mostaza marrón
- 3 dientes de ajo picados
- 1/4 cucharadita de sal y pimienta negra
- 3 cucharadas de vinagre de vino tinto
- 1 cucharada de vinagre de manzana
- 3 cucharadas de aceite de oliva
- 1/4 de taza de eneldo picado

Cómo*prepararse:*

1. Combine todos los ingredientes del aderezo en un tazón para ensaladas.

2. En un tazón de ensalada, mezcle todas las verduras, condimentos y aderezo.

3. Mézclalos bien y luego refrigera para enfriarlos.

4. servir.

Ensalada de mango con aderezo de cacahuete

Tiempo de preparación: 10 minutos

Tiempo de cocción: 0 minutos

Tiempo total: 10 minutos

Porciones: 04

ingredientes:

ensalada:

- 1 lechuga de mantequilla de cabeza, lavada y picada
- 11/2 tazas de zanahoria rallado
- 11/4 tazas de repollo rojo, rallado
- 1 mango maduro grande, en cubos
- 1/2 taza de cilantro fresco, picado

Aderezo:

- 1/3 taza de mantequilla cremosa de maní
- 21/2 cucharadas de jugo de lima
- 11/2 cucharadas de jarabe de arce
- 2 cucharaditas de salsa de ajo de chile
- 3 cucharadas de aminoácidos de coco

Cómo prepararse:

1. Combine todos los ingredientes del aderezo en un tazón pequeño.

2. En un tazón de ensalada, mezcle todas las verduras,

condimentos y aderezo.

3. Mézclalos bien y luego refrigera para enfriarlos.

4. servir.

Valores nutricionales:

Calorías 305

Grasa total 11,8 g

Grasa saturada 2,2 g

Colesterol 56 mg

Sodio 321 mg

Carbohidratos totales 34,6 g

Fibras 0,4 g

Azúcar 2 g

Proteína 7 g

Ensalada de calabaza y granada

Tiempo de preparación: 10 minutos

Tiempo de cocción: 0 minutos

Tiempo total: 10 minutos

Porciones: 04

ingredientes:

verduras:

- 5 tazas de calabaza con mantequilla, hervida, pelada y en cubos
- 1 cucharada de aceite de coco, derretido
- 1 cucharada de azúcar de coco
- 1 pizca de pimienta de Cayena
- 1 sal de pellizcar saludable
- 1/2 cucharadita de canela molida
- 2 cucharadas de jarabe de arce

Nueces:

- 1 taza de pacanas crudas
- 2 cucharaditas de aceite de coco
- 1 cucharada de sirope de arce
- 1 cucharada de azúcar de coco
- 1 pizca de pimienta de Cayena
- 1 pizca de sal

- 1/2 cucharadita de canela molida

Aderezo de granada:

- 1/4 de taza de melaza de granada
- 2 tazas de verduras mixtas
- Jugo de 1/2 un limón mediano
- 2 cucharaditas de aceite de oliva
- 1 pizca de sal
- Pimienta negra, al gusto
- 1/2 taza de ariles de granada
- 1/4 de taza de cebolla roja en rodajas

Cómo prepararse:

1. En un tazón de ensalada, agregue cubos de mantequilla y todos los ingredientes de la ensalada.
2. En un tazón separado, mezcle todas las nueces.
3. Prepare el aderezo mezclando todos los ingredientes del aderezo en un tazón diferente.
4. Agregue las nueces y el aderezo a la calabaza y mezcle bien.
5. servir.

Valores nutricionales:

Calorías 210.6

Grasa total 10,91 g

Grasa saturada 7,4 g

Sodio 875 mg

Potasio 604 mg

Carbohidratos 25,6 g

Fibra 4.3 g

Azúcar 7,9 g

Proteína 2.1 g

SOPAS Y GUISOS

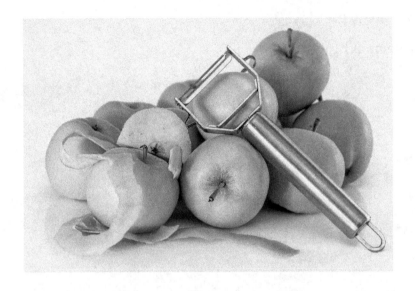

Sopa cremosa de cebolla

Tiempo de preparación: 15 minutos

Tiempo de cocción: 1 hora 5 minutos

Tamaño de la porción: 4

ingredientes:

- 1 cucharada de aceite de oliva
- 2 cucharadas de mantequilla
- 3 tazas de cebolla blanca en rodajas finas
- 2 dientes de ajo, prensados
- 1/2 taza de vino blanco seco
- 2 cucharaditas de harina de almendras
- 3 cucharadas de romero recién picado
- Sal y pimienta negra recién molida al gusto
- 2 tazas de caldo de verduras calientes
- 2 tazas de leche de almendras sin endulzar
- 1 taza de queso Pecorino Romano rallado

Indicaciones:

1. A fuego medio, calienta el aceite de oliva y la mantequilla en una olla grande. Saltee las cebollas hasta que se ablanden, 10 minutos, revolviendo regularmente para evitar el dorado. Reduzca el fuego a bajo y continúe cocinando durante 15 minutos.

2. Añadir ajo; Tiempo de cocción: más lejos hasta que las

cebollas se caramelicen mientras todavía se agitan, 10 minutos.

3. Agregue el vino blanco, la harina de almendras y aumente el calor. Sazona con romero, sal y pimienta negra, y vierte caldo de verduras. Cubra la olla, deje hervir y luego cocine a fuego lento durante 30 minutos.

4. Vierta la leche de almendras y la mitad del queso Pecorino Romano. Revuelva hasta que el queso se derrita; ajustar el sabor con sal y pimienta negra.

5. Coloca la sopa en los cuencos para servir, cubre con el queso restante y sirve caliente.

nutrición:

Calorías 340, Grasa total 23.43g, Carbohidratos totales 7.24g, Fibra 1.6g, Carbohidratos Netos 5.64g, Proteína 15.15g

Sopa cremosa de champiñones de tofu

Tiempo de preparación: 10 minutos

Tiempo de cocción: 14 minutos

Tamaño de la porción: 4

ingredientes:

- 1 cucharada de aceite de oliva
- 2/3 taza de champiñones de botón blanco en rodajas
- 1 cebolla blanca grande, finamente picada
- 1 diente de ajo picado
- 1 cucharadita de puré de jengibre
- 1 taza de caldo de verduras
- 2 nabos pelados y picados
- Sal y pimienta negra recién molida al gusto
- 2 (tofu de 14 ozsilken, drenado y enjuagado
- 2 tazas de leche de almendras sin endulzar
- 1 cucharada de orégano recién picado
- 1 cucharada de perejil recién picado para decorar
- 1 cucharada de nueces picadas para cobertura

Indicaciones:

1. A fuego medio, calienta el aceite de oliva en una cacerola grande y tiempo de cocción: champiñones hasta que se ablanden, 5 minutos. Retirar en una placa y dejar a un lado.

2. Agregue y saltee la cebolla, el ajo y el puré de jengibre hasta que estén fragantes y suaves.

3. Vierta caldo de verduras, nabos, sal y pimienta negra. Tiempo de cocción: hasta que los nabos se ablanden, 6 minutos.

4. Añadir tofu de seda y el uso de una licuadora de inmersión, ingredientes de puré hasta que estén muy suaves.

5. Agregue los champiñones y cocine a fuego lento hasta que los champiñones se calienten, de 2 a 3 minutos. Asegúrese de agitar la sopa con frecuencia para evitar que el tofu se cuaja.

6. Agregue la leche de almendras y ajuste el sabor con sal y pimienta negra. Agregue el orégano y la sopa de platos.

7. Decorar con perejil y servir con chips de chorizo de soja.

nutrición:

Calorías 923, Grasa Total 8.59g, Carbohidratos Totales 12.23g, Fibra 4.8g, Carbohidratos Netos 7.43g, Proteína 23.48g

Sopa de col rizada y jengibre con huevos escalfados

Tiempo de preparación: 10 minutos

Tiempo de cocción: 16 minutos

Tamaño de la porción: 4

ingredientes:

- 1 cucharada de mantequilla
- 1/2 cucharada de aceite de sésamo + extra para cobertura
- 1 cebolla pequeña en rodajas finas
- 3 dientes de ajo picados
- 2 cucharaditas de pasta de jengibre
- 2 tazas de col rizada para bebés picadas
- 2 tazas de judías verdes picadas
- 3 cucharadas de perejil recién picado + extra para decorar
- 4 tazas de caldo de verduras
- Sal y pimienta negra recién molida al gusto
- 3 tazas de agua
- 4 huevos

Indicaciones:

1. A fuego medio, derretir la mantequilla y el aceite de sésamo en una olla grande. Saltee la cebolla y el ajo hasta que estén ablandados y fragantes, 3 minutos.

Agregue el jengibre y el tiempo de cocción: durante 2 minutos.

2. Agregue la col rizada, permitiendo marchitarse, y vierta frijoles verdes, perejil y caldo de verduras. Sazona con sal y pimienta negra. Cubrir y dejar hervir; reducir el calor y hervir a fuego lento durante 7 a 10 minutos.

3. Mientras tanto, lleve agua a fuego lento en una olla mediana a fuego medio. Remolino de agua con una cuchara y huevos de caza furtiva en agua uno tras otro, 4 minutos. Retirar sobre una placa forrada con toalla de papel para drenar el agua.

4. Apague el fuego de la sopa y vierta los ingredientes en una licuadora. Puré hasta que quede muy suave y divida en cuatro cuencos.

5. Cubra cada uno con un huevo, aceite de sésamo y perejil.

nutrición:

Calorías 463, Grasa total 30.05g, Carbohidratos totales 8.5g, Fibra 2.7g, Carbohidratos Netos 5.8g, Proteína 23.69g

Sopa Herby Cheddar

Tiempo de preparación: 12 minutos

Tiempo de cocción: 23 minutos

Tamaño de la porción: 4

ingredientes:

- 5 cucharadas de mantequilla
- 6 rebanadas de tocino vegano picado
- 1 cebolla amarilla pequeña, picada
- 3 dientes de ajo picados
- 2 cucharadas de romero finamente picado
- 1 cucharada de orégano fresco picado
- 1 cucharada de estragón fresco picado
- 2 tazas de parsnips pelados y en cubos
- 3 1/2 tazas de caldo de verduras
- Sal y pimienta negra recién molida al gusto
- 1 taza de leche de almendras sin endulza
- 1 taza de queso cheddar rallado
- 2 cucharadas de cebolletas picadas para decorar

Indicaciones:

1. A fuego medio, derretir 1 cucharada de mantequilla en una cacerola grande. Freír en tocino vegano hasta que esté dorado y crujiente, 5 minutos. Transfiéralo a una placa forrada con toalla de papel y reserva.

2. Derretir la mantequilla restante en la misma olla y saltear la cebolla, el ajo, el romero, el orégano y el estragón hasta que esté fragante, 3 minutos.

3. Agregue los parsnips y el caldo vegetal, sazone con sal y pimienta negra, y tiempo de cocción: (los parsnips cubiertos se suavizan, de 10 a 12 minutos.

4. Con una licuadora de inmersión, procesa los ingredientes hasta que estén suaves. Agregue la leche de almendras y el queso cheddar; cocine a fuego lento con la agitación frecuente hasta que el queso se derrita, 3 minutos.

5. Divida las sopas en cuencos para servir, cubra con tocino vegano y decore con cebolletas.

6. Sirva caliente con pan bajo en carbohidratos.

nutrición:

Calorías 775, Grasa total 57.42g, Carbohidratos totales 8.63g, Fibra 2.1g, Carbohidratos Netos 6.53g, Proteína 18.2g

SOPAS, GUISOS Y CHILES

Brócoli cursi y sopa de papas

Tiempo de preparación: 40 MinutosServings: 2

ingredientes:

- 21/2 lb de patatas peladas y luego picadas
- 3 zanahorias picadas
- 1 cabeza de brócoli picada
- 4 tazas de agua
- 2 cucharaditas de chile en polvo
- 1 cucharadita de ajo en polvo
- 1/2 cucharadita de pimentón ahumado
- 1 cucharadita de cúrcuma
- 2 cucharaditas de sal
- 1/3 taza de levadura nutricional
- 1/2 limón, exprimido

Indicaciones:

1. Coloque la cabeza de brócoli en un trivet en iPot junto con 1 taza de agua. Cubra la olla con tapa, encienda el botón manual y ajuste el temporizador durante 3 minutos. Una vez hecho esto, suelte inmediatamente el vapor. Retire el brócoli, córtalo en trozos pequeños.

2. Limpie la olla interior. Agregue las papas a Instant Pot. Agregue las zanahorias y los ingredientes restantes, excepto el jugo de limón y la levadura nutricional.

3. Encienda el botón manual durante 10 minutos sobre alta presión. Ajuste la manija de liberación de vapor en "sellado". Una vez que el temporizador pite, deje que la presión se libere naturalmente durante 10 minutos y ajuste la manija en "ventilación" para liberar cualquier vapor restante.

4. Con una licuadora de inmersión, mezcle la sopa hasta que quede suave. Agregue el jugo de limón y la levadura nutricional y mezcle de nuevo rápidamente.

5. Añadir brócoli picado ahora y sólo tiene que mezclar con una cuchara y servir esto!

Sopa de guisantes y zanahorias divididas

Tiempo de preparación: 35 MinutosServings: 3

ingredientes:

- 2 tazas de guisantes verdes partidos
- 3-4 zanahorias medianas picadas
- 1/2 de cebolla amarilla grande picada
- 2 dientes de ajo picados
- 1/2 cucharadita de pimienta negra molida
- 4 tazas de agua
- 1 cucharada de base vegetariana o 1 cubo de caldo (o 3 tazas de agua con 3 tazas de caldo vegetariano

Indicaciones:

1. Agregue la cebolla y el ajo a Instant Pot junto con 1/3 de taza de agua y cambie el botón de salteado. Deje que saltee durante unos 5 minutos hasta que las cebollas se vuelvan translúcidas.

2. Combine el resto de los ingredientes (excepto pepperin Instant Pot. Cubra la olla con tapa y cambie el botón manual a 7 minutos sobre alta presión. Ajuste la manija de liberación de vapor en "sellado".

3. Cuando el tiempo haya terminado, deje que la presión

se libere naturalmente durante 15 minutos. Deja que la sopa se enfríe por algún tiempo. Agregue pimienta negra y usando una licuadora de inmersión mezcle la sopa para que aún queden algunos trozos.

4. Agregue 1/2 taza de agua adicional, si la sopa es demasiado gruesa.

5. Sirva caliente y disfrute.

Sopa de frijoles negros

Esta sopa de frijoles negros se puede utilizar como una deliciosa cobertura sobre patatas al vapor o arroz.

Tiempo de preparación: 70 MinutosServings: 2

ingredientes:

- 3 tazas de frijoles negros secos, enjuagados
- 1 zanahoria picada
- 1 cebolla amarilla cortada en cubos
- 3 tallos de apio picados
- 41/2 tazas de agua
- 2 cucharaditas de base vegetal (o use 2 tazas de agua con 2 tazas de caldo vegetariano
- 6 dientes de ajo picados
- 1 cucharada de comino
- 1 cucharadita de pimienta de Cayena
- 1 cucharadita de chile en polvo
- Jugo de 1 lima
- 1/4 de taza de cilantro

Indicaciones:

1. Enjuague y escurra los frijoles.
2. Excepto el cilantro y el jugo de lima, añade todos los ingredientes a Instant Pot y revuelve bien. Ajuste la ventilación en la parte superior para "sellar" y cubrir

con la tapa. Encienda el botón manual durante 30 minutos sobre alta presión.

3. Una vez hecho esto, deje que el vapor se libere naturalmente durante unos 15-20 minutos. Ajuste la manija de liberación de vapor en "ventilación".

4. Agregue el cilantro y el jugo de lima. utilizar una licuadora de inmersión para mezclar ligeramente la sopa.

Opcionalmente, algunos chips de aguacate, salsa o tortilla se pueden añadir para acompañar esta gran sopa!

SALSAS Y CONDIMENTOS

Hummus de ajo, parmesano y frijol blanco

Tiempo de preparación: 5 minutos

Tiempo de cocción: 0 minutos

Porciones: 6

ingredientes:

- 4 dientes de ajo pelados
- 12 onzas de frijoles blancos cocidos
- 1/8 cucharadita de sal
- 1/2 limón, celo
- 1 cucharada de jugo de limón
- 1 cucharada de aceite de oliva
- 3 cucharadas de agua
- 1/4 de taza de queso parmesano rallado

Indicaciones:

1. Coloque todos los ingredientes en el orden en un procesador de alimentos o licuadora y luego pulse durante 3 a 5 minutos a alta velocidad hasta que la mezcla espesa se junte.
2. Coloque el hummus en un tazón y luego sirva.

Diosa Verde Hummus

Tiempo de preparación: 5 minutos

Tiempo de cocción: 0 minutos

Porciones: 6

ingredientes:

- 1/4 de taza de tahini
- 1/4 de taza de jugo de limón
- 2 cucharadas de aceite de oliva
- 1/2 taza de perejil picado
- 1/4 de taza de albahaca picada
- 3 cucharadas de cebollinos picados
- 1 diente grande de ajo pelado, picado
- 1/2 cucharadita de sal
- Garbanzos cocidos de 15 onzas
- 2 cucharadas de agua

Indicaciones:

1. Coloque todos los ingredientes en el orden en un procesador de alimentos o licuadora y luego pulse durante 3 a 5 minutos a alta velocidad hasta que la mezcla espesa se junte.
2. Coloque el hummus en un tazón y luego sirva.

Valor nutricional:

Calorías: 110.4 Cal

Grasa: 6 g

Carbohidratos: 11,5 g

Proteína: 4,8 g

Fibra: 2,6 g

Pesto de col rizada y nuez

Tiempo de preparación: 5 minutos

Tiempo de cocción: 10 minutos

Porciones: 4

ingredientes:

- 1/2 manojo de col rizada, hojas pican
- 1/2 taza de nueces picadas
- 2 dientes de ajo pelados
- 1/4 de taza de levadura nutricional
- 1/2 de limón, jugo
- 1/4 de taza de aceite de oliva
- 1/4 cucharadita. pimienta negra molida
- 1/3 cucharadita. sal

Indicaciones:

1. Coloca una olla grande llena de agua a fuego medio, ponla a hervir, luego agrega col rizada y hierve durante 5 minutos hasta que esté tierna.

2. Escurrir la col rizada, luego transferirla en una licuadora, añadir los ingredientes restantes y luego pulsar durante 5 minutos hasta que quede suave.

3. Sirva de inmediato.

Valor nutricional:

Calorías: 344 Cal

Grasa: 29 g

Carbohidratos: 16 g

Proteína: 9 g

Fibra: 6 g

Mermelada de tomate

Tiempo de preparación: 10 minutos

Tiempo de cocción: 20 minutos

Porciones: 16

ingredientes:

- 2 libras de tomates
- 1/4 cucharadita. pimienta negra molida
- 1/2 cucharadita. sal
- 1/4 de taza de azúcar de coco
- 1/2 cucharadita. vinagre de vino blanco
- 1/4 cucharadita. pimentón ahumado

Indicaciones:

1. Coloca una olla grande llena de agua a fuego medio, ponla a hervir, luego agrega tomates y hierve durante 1 minuto.

2. Transfiera los tomates a un tazón que contenga agua fría, déjelos parados durante 2 minutos y luego pelarlos a mano.

3. Corta los tomates, retira y desecha las semillas, luego corta los tomates y colócalos en una olla grande.

4. Espolvoree el azúcar sobre el coco, revuelva hasta que se mezcle y déjelo soportar durante 10 minutos.

5. A continuación, coloque la olla a fuego medio-alto,

Tiempo de cocción: durante 15 minutos, luego agregue los ingredientes restantes excepto el vinagre y el tiempo de cocción: durante 10 minutos hasta que espese.

6. Retire la olla del fuego, agregue el vinagre y sirva.

Valor nutricional:

Calorías: 17.6 Cal

Grasa: 1,3 g

Carbohidratos: 1,5 g

Proteína: 0,2 g

Fibra: 0,3 g

Valor nutricional:

Calorías: 90 Cal

Grasa: 7 g

Carbohidratos: 5 g

Proteína: 2 g

Fibra: 1 g

Aperitivos

Alcachofas balsámicas

Tiempo de preparación: 10 minutos

Tiempo de cocción: 7 minutos

Tiempo total: 17 minutos

Porciones: 04

ingredientes:

- 4 alcachofas grandes, recortadas
- 1/4 de taza de aceite de oliva
- 2 dientes de ajo picados
- 2 cucharadas de jugo de limón
- 2 cucharaditas de vinagre balsámico
- 1 cucharadita de orégano, seco
- Sal y pimienta negra al gusto

Cómo prepararse:

1. Sazona alcachofas liberalmente con sal y pimienta y luego úsalos con la mitad del jugo de limón y el aceite.

2. Agregue las alcachofas a un molde para hornear adecuado para caber en la freidora de aire.

3. Coloque el plato de alcachofa en la cesta de la freidora de aire y selle.

4. Tiempo de cocción: durante 7 minutos a 360 grados F en modo freidora de aire.

5. Batir el jugo de limón restante, y el aceite, vinagre, orégano, ajo, sal y pimienta en un tazón.

6. Vierta esta mezcla sobre las alcachofas y mézclalas bien.

7. disfrutar.

Valores nutricionales:

Calorías 119

Grasa total 14 g

Grasa saturada 2 g

Colesterol 65 mg

Sodio 269 mg

Carbohidratos totales 19 g

Fibra 4 g

Azúcar 6 g

Proteína 5g

Jugosos brotes de bruselas

Tiempo de preparación: 10 minutos

Tiempo de cocción: 10 minutos

Tiempo total: 20 minutos

Porciones: 04

ingredientes:

- Coles de Bruselas de 1 libra, recortadas
- 1/4 de taza de cebolla verde picada
- 6 tomates cherry, cortados a la mitad
- 1 cucharada de aceite de oliva
- Sal y pimienta negra al gusto

Cómo prepararse:

1. Tome un molde para hornear adecuado para caber en su freidora de aire.
2. Ábanos coles de Bruselas con sal y pimienta negra en el plato.
3. Coloque este plato en la freidora de aire y selle la freidora.
4. Tiempo de cocción: los brotes durante 10 minutos a 350 grados F en modo freidor de aire.
5. Mezcle estos brotes con cebollas verdes, tomates, aceite de oliva, sal y pimienta en un tazón de ensalada.
6. devorar.

Valores nutricionales:

Calorías 361

Grasa total 16,3 g

Grasa saturada 4,9 g

Colesterol 114 mg

Sodio 515 mg

Carbohidratos totales 29,3 g

Fibra 0,1 g

Azúcar 18,2 g

Proteína 3,3 g

Kebabs de tomate

Tiempo de preparación: 10 minutos

Tiempo de cocción: 6 minutos

Tiempo total: 16 minutos

Porciones: 04

ingredientes:

- 3 cucharadas de vinagre balsámico
- 24 tomates cherry
- 2 tazas de queso feta vegano en rodajas
- 2 cucharadas de aceite de oliva
- 3 dientes de ajo picados
- 1 cucharada de tomillo picado
- Sal y pimienta negra al gusto

Aderezo:

- 2 cucharadas de vinagre balsámico
- 4 cucharadas de aceite de oliva
- Sal y pimienta negra al gusto

Cómo prepararse:

1. En un tazón mediano combine aceite, dientes de ajo, tomillo, sal, vinagre y pimienta negra.
2. Mezcle bien y luego agregue los tomates y cúbrelos liberalmente.
3. Enhebrar 6 tomates y rodajas de queso en cada pincho

alternativamente.

4. Coloca estos pinchos en la cesta de la freidora de aire y séllalo.

5. Tiempo de cocción: durante 6 minutos en modo freidora de aire a 360 grados F.

6. Mientras tanto, mezcle los ingredientes del aderezo.

7. Coloque los pinchos cocidos en los platos de servir.

8. Vierte el vinagre aderezo sobre ellos.

9. disfrutar.

Valores nutricionales:

Calorías 231

Grasa total 20,1 g

Grasa saturada 2,4 g

Colesterol 110 mg

Sodio 941 mg

Carbohidratos totales 20,1 g

Fibra 0,9 g

Azúcar 1,4 g

Proteína 4,6 g

Espárragos fritos

Tiempo de preparación: 10 minutos

Tiempo de cocción: 8 minutos

Tiempo total: 18 minutos

Porciones: 04

ingredientes:

- 2 libras de espárragos frescos, recortados
- 1/2 cucharadita de orégano, seco
- 4 onzas de queso feta vegano, desmenuzado
- 4 dientes de ajo picados
- 2 cucharadas de perejil picado
- 1/4 cucharadita de hojuelas de pimiento rojo
- 1/4 de taza de aceite de oliva
- Sal y pimienta negra al gusto
- 1 cucharadita de ralladura de limón
- 1 limón, jugo

Cómo prepararse:

1. Combine la ralladura de limón con orégano, hojuelas de pimienta, ajo y aceite en un tazón grande.
2. Agregue espárragos, sal, pimienta y queso al tazón.
3. A continuación, coloque los espárragos en la cesta de la freidora de aire.
4. Sellar la freidora y el tiempo de cocción: durante 8

minutos a 350 grados F en modo freidora de aire.

5. Decorar con perejil y jugo de limón.

6. Disfruta del calor.

Valores nutricionales:

Calorías 201

Grasa total 8,9 g

Grasa saturada 4,5 g

Colesterol 57 mg

Sodio 340 mg

Carbohidratos totales 24,7 g

Fibra 1,2 g

Azúcar 1,3 g

Proteína 15,3 g

Puerros con mantequilla

Tiempo de preparación: 10 minutos

Tiempo de cocción: 7 minutos

Tiempo total: 17 minutos

Porciones: 04

ingredientes:

- 1 cucharada de mantequilla vegana, derretida
- 1 cucharada de jugo de limón
- 4 puerros, lavados y cortados a la mitad
- Sal y pimienta negra al gusto

Cómo prepararse:

1. Tome un molde para hornear adecuado para caber en su freidora de aire.
2. Ábalo con mantequilla, sal y pimienta negra en el plato.
3. Coloque el plato en la cesta de la freidora de aire.
4. Sellar la freidora y el tiempo de cocción: las zanahorias durante 7 minutos a 350 grados F en modo freidora de aire.
5. Agregue una llovizna de jugo de limón.
6. Mezcle bien y sirva.

Valores nutricionales:

Calorías 231

Grasa total 20,1 g

Grasa saturada 2,4 g

Colesterol 110 mg

Sodio 941 mg

Carbohidratos totales 20,1 g

Fibra 0,9 g

Azúcar 1,4 g

Proteína 4,6 g

Patatas de perejil

Tiempo de preparación: 10 minutos

Tiempo de cocción: 10 minutos

Tiempo total: 20 minutos

Porciones: 4

ingredientes:

- Patatas de oro de 1 libra, en rodajas
- 2 cucharadas de aceite de oliva
- 1/4 de taza de hojas de perejil picadas
- Jugo de 1/2 limón
- Sal y pimienta negra al gusto

Cómo prepararse:

1. Tome un molde para hornear adecuado para caber en su freidora de aire.
2. Coloque las papas en ella y sazonarlas liberalmente con sal, pimienta, aceite de oliva y jugo de limón.
3. Coloque el molde para hornear en la cesta de la freidora de aire y sellarlo.
4. Tiempo de cocción: las patatas durante 10 minutos a 350 grados F en modo freidora de aire.
5. Sirva caliente con guarnición de perejil.
6. devorar.

Valores nutricionales:

Calorías 205

Grasa total 22,7 g

Grasa saturada 6,1 g

Colesterol 4 mg

Sodio 227 mg

Carbohidratos totales 26,1 g

Fibra 1,4 g

Azúcar 0,9 g

Proteína 5,2 g

Zanahorias mantequilla

Tiempo de preparación: 10 minutos

Tiempo de cocción: 10 minutos

Tiempo total: 20 minutos

Porciones: 04

ingredientes:

- 2 tazas de zanahorias bebé
- 1 cucharada de azúcar morena
- 1/2 cucharada de mantequilla vegana, derretida
- Una pizca de sal y pimienta negra

Cómo prepararse:

1. Tome un molde para hornear adecuado para caber en su freidora de aire.
2. Ábalas con azúcar, mantequilla, sal y pimienta negra en el plato para hornear.
3. Coloque el plato en la cesta de la freidora de aire y selle la freidora.
4. Tiempo de cocción: las zanahorias durante 10 minutos a 350 grados F en modo freidora de aire.
5. disfrutar.

Valores nutricionales:

Calorías 119

Grasa total 14 g

Grasa saturada 2 g

Colesterol 65 mg

Sodio 269 mg

Carbohidratos totales 19 g

Fibra 4 g

Azúcar 6 g

Proteína 5g

POSTRES Y BEBIDAS

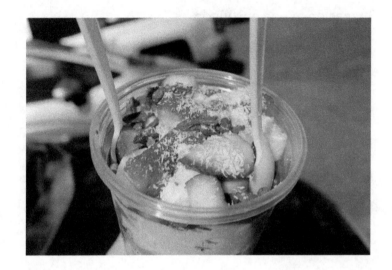

Muffins de avena de anacardo

Tiempo de preparación: 10 minutos

Tiempo de cocción: 22 minutos

Tiempo total: 32 minutos

Porciones: 12

ingredientes:

- 3 tazas de avena enrollada
- 3/4 de taza de anacardos crudos
- 1/4 de taza de jarabe de arce
- 1/4 de taza de azúcar
- 1 cucharadita de extracto de vainilla
- 1/2 cucharadita de sal
- 11/2 cucharadita de bicarbonato de sodio
- 2 tazas de agua

Cómo prepararse:

1. Precalentar el horno a 375 grados F.
2. Por separado, mezcle los ingredientes secos en un tazón y los ingredientes húmedos en otro tazón.
3. Batir las dos mezclas juntas hasta que estén suaves.
4. Doble los anacardos y dale un suave revuelo.
5. Forre una bandeja de muffins con tazas de muffins y divida uniformemente la masa de muffins entre las tazas.

6. Hornee durante 22 minutos y sirva.

Valores nutricionales:

Calorías 398

Grasa total 13,8 g

Grasa saturada 5,1 g

Colesterol 200 mg

Sodio 272 mg

Carbohidratos totales 53,6 g

Fibra 1 g

Azúcar 12,3 g

Proteína 1,8 g

Muffins de compota de manzana

Tiempo de preparación: 10 minutos

Tiempo de cocción: 25 minutos

Tiempo total: 35 minutos

Porciones: 12

ingredientes:

- 2 tazas de harina de trigo integral
- 1 cucharadita de polvo de hornear
- 1 cucharadita de bicarbonato de sodio
- 1/2 cucharadita de sal
- 1 cucharadita de canela
- 1/2 cucharadita de pimienta molida
- 1/2 taza de azúcar morena
- 15 onzas de salsa de manzana
- 1/2 taza de leche de almendras
- 1 cucharadita de vainilla
- 1 cucharadita de vinagre de sidra de manzana
- 1/2 taza de pasas
- 1/2 taza de manzana cortada en cubos

Cómo prepararse:

1. Precalentar el horno a 350 grados F.
2. Por separado, mezcle los ingredientes secos en un tazón

y los ingredientes húmedos en otro tazón.

3. Batir las dos mezclas juntas hasta que quede suave.

4. Doblar manzanas y pasas, darle un suave revuelo.

5. Forre una bandeja de muffins con tazas de muffins y divida uniformemente la masa de muffins entre las tazas.

6. Hornee durante casi 25 minutos y sirva.

Valores nutricionales:

Calorías 232

Grasa total 8,9 g

Grasa saturada 4,5 g

Colesterol 57 mg

Sodio 340 mg

Carbohidratos totales 24,7 g

Fibra 1,2 g

Azúcar 12,3 g

Proteína 5,3 g

Muffins de semillas de lino de zanahoria

Tiempo de preparación: 10 minutos

Tiempo de cocción: 20 minutos

Tiempo total: 30 minutos

Porciones: 12

ingredientes:

- 2 cucharadas de lino molido
- 5 cucharadas de agua
- 3/4 de taza de leche de almendras
- 3/4 de taza de compota de manzana
- 1/2 taza de jarabe de arce
- 1 cucharadita de extracto de vainilla
- 11/2 tazas de harina de trigo integral
- 1/2 taza de avena enrollada
- 1 cucharadita de bicarbonato de sodio
- 11/2 cucharaditas de polvo de hornear
- 1/2 cucharadita de sal
- 1 cucharadita de canela molida
- 1/4 cucharadita de jengibre molido
- 1 taza de zanahoria rallada

Cómo prepararse:

1. Batir la linaza con agua en un tazón y dejarla durante

10 minutos

2. Precalentar el horno a 350 grados F.

3. Por separado, mezcle los ingredientes secos en un tazón y los ingredientes húmedos en otro tazón.

4. Batir las dos mezclas juntas hasta que estén suaves.

5. Doblar la semilla de lino y las zanahorias, darle un suave revuelo.

6. Forre una bandeja de muffins con tazas de muffins y divida uniformemente la masa de muffins entre las tazas.

7. Hornee durante 20 minutos y sirva.

Valores nutricionales:

Calorías 172

Grasa total 11,8 g

Grasa saturada 4,4 g

Colesterol 62 mg

Sodio 871 mg

Carbohidratos totales 45,8 g

Fibra 0,6 g

Azúcar 2,3 g

Proteína 4 g

Muffins de nueces de plátano

Tiempo de preparación: 10 minutos

Tiempo de cocción: 18 minutos

Tiempo total: 28 minutos

Porciones: 12

ingredientes:

- 4 grandes dátiles deshuesados, hervidos
- 1 taza de leche de almendras
- 2 cucharadas de jugo de limón
- 21/2 tazas de avena enrollada
- 1 cucharadita de polvo de hornear
- 1 cucharadita de bicarbonato de sodio
- 1 cucharadita de canela
- 1/4 cucharadita de nuez moscada
- 1/8 cucharadita de sal
- 11/2 tazas de plátano machacado
- 1/4 de taza de jarabe de arce
- 1 cucharada de extracto de vainilla
- 1 taza de nueces picadas

Cómo prepararse:

1. Precalentar el horno a 350 grados F.
2. Por separado, mezcle los ingredientes secos en un tazón y los ingredientes húmedos en otro tazón.

3. Batir las dos mezclas juntas hasta que estén suaves.

4. Dobla las nueces y dale un suave revuelo.

5. Forre una bandeja de muffins con tazas de muffins y divida uniformemente la masa de muffins entre las tazas.

6. Hornee durante 18 minutos y sirva.

Valores nutricionales:

Calorías 265

Grasa total 14 g

Grasa saturada 7 g

Colesterol 632 mg

Sodio 497 mg

Carbohidratos totales 36 g

Fibra 3 g

Azúcar 10 g

Proteína 5 g

Magdalenas de canela de plátano

Tiempo de preparación: 10 minutos

Tiempo de cocción: 22 minutos

Tiempo total: 32 minutos

Porciones: 12

ingredientes:

- 3 plátanos muy maduros, machacados
- 1/2 taza de leche de almendras de vainilla
- 1 taza de azúcar
- 2 tazas de harina
- 1 cucharadita de bicarbonato de sodio
- 1/2 cucharadita de canela
- 1/4 cucharadita de sal

Cómo prepararse:

1. Precalentar el horno a 350 grados F.
2. Por separado, mezcle los ingredientes secos en un tazón y los ingredientes húmedos en otro tazón.
3. Batir las dos mezclas juntas hasta que estén suaves.
4. Forre una bandeja de muffins con tazas de muffins y divida uniformemente la masa de muffins entre las tazas.
5. Hornee durante 22 minutos y sirva.

Valores nutricionales:

Calorías 427

Grasa total 31,1 g

Grasa saturada 4,2 g

Colesterol 123 mg

Sodio 86 mg

Carbohidratos totales 29 g

Azúcar 12,4 g

Fibra 19,8 g

Proteína 3,5 g

Muffins de avena de pasas

Tiempo de preparación: 10 minutos

Tiempo de cocción: 35 minutos

Tiempo total: 45 minutos

Porciones: 12

ingredientes:

- 21/2 tazas de avena enrollada
- 1/2 taza de harina de avena
- 1 cucharadita de polvo de hornear
- 1/2 cucharadita de bicarbonato de sodio
- 1/2 cucharadita de sal
- 1 cucharada de canela
- 1/2 cucharadita de nuez moscada molida
- 4 plátanos maduros, machacados
- 1 manzana rallado
- 1/2 taza de leche de almendras
- 2 cucharaditas de extracto de vainilla
- 1/2 taza de pasas
- 1/2 taza de nueces picadas

Cómo prepararse:

1. Precalentar el horno a 350 grados F.
2. Batir los ingredientes secos en un tazón de mezcla, y los ingredientes húmedos en un tazón separado.

3. Batir las dos mezclas juntas hasta que estén suaves.

4. Doblar manzanas, nueces y pasas, darle un suave revuelo.

5. Forre una bandeja de muffins con tazas de muffins y divida uniformemente la masa de muffins entre las tazas.

6. Hornee durante casi 35 minutos y sirva.

Valores nutricionales:

Calorías 398

Grasa total 6 g

Grasa saturada 7 g

Colesterol 632 mg

Sodio 497 mg

Carbohidratos totales 91 g

Fibra 3 g

Azúcar 83 g

Proteína 2 g

CPSIA information can be obtained
at www.ICGtesting.com
Printed in the USA
LVHW011636230621
690870LV00013BB/751